前　言

养生保健是指在中医药理论指导下，通过各种调摄保养的方法，增强人的体质，提高人体正气对外界环境的适应能力和抗病能力，使机体的生命活动处于阴阳和谐、身心健康的最佳状态。

《中医养生保健技术操作规范》（以下简称《规范》）是我国用于指导和规范传统中医养生保健技术操作的规范性文件。编写和颁布本《规范》的目的在于为目前众多的保健医师与保健技师提供技术操作规程，使日趋盛行的中医养生保健技术操作更加规范化、更具安全性，从而使之更好地为广大民众的健康服务。

《规范》是国家中医药管理局医政司立项的养生保健规范项目之一，于2008年12月正式立项。2009年1月，中华中医药学会亚健康分会在北京成立《中医养生保健技术操作规范》编写委员会，组成如下：名誉主任马建中，主任委员许志仁，副主任委员桑滨生、李俊德、曹正逵、孙涛；总审定张伯礼，总主编孙涛，副总主编朱嵘、刘平、樊新荣，编委（按姓氏笔画排序）马建中、孙德仁、孙建华、孙涛、朱嵘、许志仁、李俊德、刘平、张伯礼、张维波、忻玮、杨晓航、庞军、贺新怀、桑滨生、徐陆周、曹正逵、彭锦、雷龙鸣、樊新荣。编写委员会设计论证了《规范》整体框架，首先组织编撰《膏方》部分作为样稿，并对编写体例、内容、时间安排和编写过程中可能出现的问题进行了讨论。2009年4月，《膏方》初稿完成并提请邓铁涛、余瀛鳌、颜德馨等著名中医专家审定。2009年5月，中和亚健康服务中心组织召开《规范》编撰论证会，同时对编写内容进行了分工并提出具体要求。《规范》由中医养生保健技术领域权威专家编写。每一具体技术规范以权威专家为核心形成编写团队，并广泛听取相关学科专家意见，集体讨论后确定。2009年8月，召开《规范》编撰截稿会议，编写委员会就编写过程中存在的一些专业问题进行了沟通交流，广泛听取了相关学科专家意见，为进一步的修订工作奠定了良好的基础。2009年12月，《规范》8个部分的初稿编写工作完成，以书面形式呈请国家中医药管理局"治未病"工作咨询组专家王永炎、王琦、郑守曾、张其成等审阅。2010年1～4月，听取标准化专家就中医养生保健技术标准化工作的建议，讨论了初稿编写过程中存在的问题和解决的措施。2010年5～8月，经过多次沟通交流，编写委员会根据标准化专家意见，反复修改完善了编写内容和体例，之后将有关内容再次送请标准化专家审订。2010年9月，初稿修订完成并在北京召开了审订工作会议。根据审订工作会议精神，结合修订的参考样本，参编专家对《规范》进行了认真修改并形成送审稿。之后，编写委员会在综合专家建议的基础上对部分内容进行了进一步讨论和修改，并最后定稿。

《中医养生保健技术操作规范》包括以下8个分册：

《中医养生保健技术操作规范·脊柱推拿》

《中医养生保健技术操作规范·全身推拿》

《中医养生保健技术操作规范·少儿推拿》

《中医养生保健技术操作规范·膏方》

《中医养生保健技术操作规范·砭术》

《中医养生保健技术操作规范·艾灸》

《中医养生保健技术操作规范·药酒》

《中医养生保健技术操作规范·穴位贴敷》

本《规范》依据 GB/T 1.1-2009《标准化工作导则 第 1 部分：标准的结构和编写》编制。

本《规范》由中华中医药学会提出并发布。

本《规范》由中华中医药学会亚健康分会归口。

《规范》审定组成员：许志仁、桑滨生、李俊德、王琦、沈同、孟庆云、郑守曾、徐荣谦、刘红旭、刘平。

王永炎、邓铁涛、颜德馨、余瀛鳌、张其成等专家对《规范》进行了审订并提出许多宝贵意见，在此一并表示感谢。

引　言

脊柱推拿是在脊柱相应部位施行推拿手法的一种养生方法，是中医推拿疗法的重要组成部分，是在中医经络、腧穴理论的指导下，借助现代医学解剖学与生物力学等学科知识，针对健康人或处于亚健康状态的人而施行的一种推拿方法。脊柱推拿通过理筋整复与疏通经络达到调节气血运行、调节脏腑功能、调节阴阳平衡的作用。脊柱推拿具有如下特点：以传统医学理论为基础，突出脏腑经络理论在临证预防保健中的应用；吸收现代科学知识，具有时代意义；手法独特，疗效显著；适应证广泛，但是也有相对严格的禁忌证；辨病施法，辨证调治，有的放矢。脊柱虽然是人体结构的一部分，但脊柱推拿却相对独立于全身推拿，其理论基础除了传统之经络、腧穴理论外，更多地吸收了现代医学之解剖学、生物力学及生物全息理论，操作部位主要在与脊柱紧密相连的颈背部及腰骶、骨盆部。

本《规范》是基于"十一五"国家科技支撑计划项目"中医保健推拿调治躯体疼痛性亚健康研究"而制定的。本《规范》的编写和发布，对于规范脊柱推拿的概念及其操作规程有着重要的指导意义，适于广大推拿从业人员使用。

本分册主要起草单位：广西中医学院第一附属医院。

本分册主要起草人：雷龙鸣、庞军、黄锦军、甘炜。

脊柱推拿

1 范围

本规范规定了脊柱推拿的术语和定义、指导原则、准备工作、操作方法、禁忌证、施术过程中可能出现的意外情况及处理措施。

本规范适用于养生保健行业的保健推拿（按摩）从业人员，可指导从业人员开展脊柱保健推拿服务工作。

2 术语和定义

下列术语和定义适用于本规范。

脊柱推拿 chiropractic

脊柱推拿是在中医经络、腧穴理论的指导下，借助于现代医学解剖学与生物力学等学科知识，主要在脊柱相应部位施行推拿的一种方法。

3 指导原则

3.1 脊柱推拿主要应用于亚健康状态的调治。此外，还可预防其他各科疾患，如心脏神经官能症、颈源性头痛、糖尿病、膈肌痉挛、遗精、阳痿、神经衰弱、肥胖、月经不调、痛经、功能性闭经、产后乳汁不足、后天性假性近视、功能性耳鸣等。

3.2 实施脊柱推拿前要全面了解受术者的整体状况，明确诊断，做到手法个体化，有针对性，着重解决亚健康状态的关键所在；准备好施术时所需要的器材、用品，如按摩膏等；指导受术者采取合适的体位；加强与受术者之间的交流，使其解除不必要的思想顾虑。

3.3 手法操作应该遵循下述施术原则：手法力度上，先轻后重；手法顺序上，先放松肌肉，再整脊，最后放松肌肉。

3.4 施术过程中，施术者和助手要全神贯注，手法操作要持久有力，均匀柔和；注意解剖关系和病理特点；认真观察受术者的反应情况，必要时调整手法。

3.5 实施整复手法时，手法操作要求"稳、准、巧、快"，注意关节运动的精确控制，切忌超出关节的生理活动范围。

3.6 施术后，受术者宜卧床休息10分钟，不宜马上进行剧烈运动或活动。

4 准备工作

4.1 施术部位选择

实施脊柱推拿前，首先要使背部等施术部位充分暴露，保持皮肤清洁干燥，不宜在破损、溃疡以及化脓性皮肤病等部位操作。

4.2 体位选择

4.2.1 受术者体位选择

受术者体位选择应以无不适感觉，施术者施术方便，有利于手法操作及减轻体力消耗为原则。受术者常用体位有：俯卧位、仰卧位、端坐位、侧卧位等。

4.2.2 施术者体位选择

施术者体位有：站立位和坐位，以前者更为常用。

4.3 介质选择

4.3.1 麻油有健脾润燥之功，适于脾胃虚弱、纳差等。

4.3.2 红花油有活血止血、消肿止痛之功，适用于心腹诸痛、风湿骨痛、腰酸背痛等。

4.3.3 凉茶水有明目醒脑、清热止渴、消食利尿之功，可用于少儿发热。

4.3.4 滑石粉、菲子粉、爽身粉等有清热渗湿、防损止痒之功，可用于少儿斜颈、腹泻等。

5 操作方法

5.1 传统脊柱推拿

5.1.1 脊背推拿

5.1.1.1 体位

受术者俯卧，施术者立于按摩床一侧，根据不同操作步骤调整与受术者的相对位置。

5.1.1.2 操作步骤

——牵拉腰背部、按揉脊背三线（腰背部督脉及两侧膀胱经循行部位，2~3分钟）

——按夹脊穴（1~2分钟）

——弹拨脊背六线（双侧夹脊穴及膀胱经，5~8分钟）

——点按脊背四线（夹脊穴及膀胱经内侧线，5~8分钟）

——指推整脊（2~3分钟）

——捏脊（2~3分钟）

——压脊（2~3分钟）

——㨰肩背、腰骶部（2~3分钟）

——叩击、拍打肩背及腰骶部（2~3分钟）

——推脊背三线（腰背部督脉及两侧膀胱经循行部位，1~2分钟）

5.1.1.3 适应证

倦怠乏力、全身困重、头痛、惊悸少眠、经常感冒、消化不良及情绪低落等。

5.1.2 颈部推拿

5.1.2.1 体位

受术者端坐，施术者立于受术者侧后方。

5.1.2.2 操作步骤

——拿颈，弹拨颈部三线（腰背部督脉及两侧膀胱经循行部位，3~5分钟）

——点按风池、风府穴（2~3分钟）

——旋转、牵拉颈部（2~3分钟）

5.1.2.3 适应证

颈背酸痛、视力模糊、头胀痛或头晕等。

5.1.3 脊背推油

5.1.3.1 体位

受术者俯卧位，施术者根据不同操作步骤，立于受术者的头侧或体侧。

5.1.3.2 操作步骤

——涂抹精油（1~2分钟）

——拿、弹拨颈部（2~5次）

——拿肩井（3~5次）

——推肩背部（6~8分钟）

——横擦肩背部（约2分钟）

——直擦背腰部（约2分钟）

——推夹脊（约2分钟）

——弹拨膀胱经（约2分钟）

——逆推膀胱经（3~5遍）

——逆向推擦背腰部（约2分钟）

——按压、弹拨臀部（约2分钟）

——擦腰骶部（约2分钟）

——上推督脉（约2分钟）

5.1.3.3 适应证

慢性疲劳、不明原因的周身疼痛、烦躁易怒、悲观、情绪低落、长期紧张、头痛、失眠以及消化不良等。

5.1.4 踩背

5.1.4.1 体位

受术者俯卧，施术者立于按摩床上。当完成"后伸扳腰骶关节"操作后，施术者站立于受术者一侧。

5.1.4.2 操作步骤

——牵拉腰背及双下肢（约3分钟）

——点按环跳、腰眼穴（2~3次，每次点穴约10秒）

——"八"字分推腰背部（3~5次）

——推腰背、按脊柱（3~5分钟）

——推腰背及下肢（1遍）

——点按涌泉穴、拍打足底（1~2遍）

——"八"字分推下肢后侧（1~2遍）

——踩压下肢（1~2遍）

——推下肢（2~3遍）

——点按下肢后侧（沿膀胱在下肢后侧循行路线进行点按，1~2遍）

——点按承扶穴（1~2分钟）

——跟臀交叉对压（2~3遍）

——后伸牵拉腰骶关节（2~3遍）

——交叉提拉上下肢（2~3遍）

——后伸扳腰骶关节（1~2次）

——叩击、拍打腰部及下肢（1分钟）

5.1.4.3 适应证

腰酸腿痛、疲劳、头痛、失眠、消化不良及情绪低落等。

5.2 现代常规脊柱推拿

5.2.1 体位

受术者以坐位、俯卧、仰卧为主，施术者立位或坐位。

5.2.2 操作步骤

——受术者取坐位，施术者立于其后，一手扶住受术者前额，一手用拇指揉法、三指捏法、拿法交替地在颈根部操作，放松颈后的斜方肌，头、颈夹肌，头、颈半棘肌

——以拇指指腹点揉肩胛骨脊柱缘菱形肌附着点、斜方肌肩胛骨附着点、胸锁乳突肌、前斜角肌

——按揉颈部、胸背及腰部的脊上韧带及膀胱经

——整复颈、胸、腰部偏歪较明显的棘突

——受术者俯卧位，施术者立于侧面，循背部两侧膀胱经自上而下按揉，擦骶部

——受术者俯卧于软枕上，双手自然分开，放于床两侧，施术者立于床头，双手掌叠放于受术者胸椎段，令受术者深呼吸，当其呼气时，双手同时用一冲击力下按，吸气时手掌放松，如此重复2~3次

——受术者取仰卧位，头露出床外，施术者坐于床头，一手托在受术者枕部，一手扶在其下颌下，两手同时缓缓用力，水平拔伸颈部，并左右小幅度转动数次

——受术者放松，整个身体平卧于床上，双手交叉抱紧双肩，显露胸椎棘突。施术者立于床边，

一手握拳，四指参差向上，垫于所需整复棘突间，一手放在受术者肘部，利用其自身重力，逐一整复胸椎后关节

——受术者仰卧位，施术者利用推肩、扳臀用力不同及肩部、臀部位置的改变，控制腰椎上、下旋转幅度，分两次将下胸段、上腰段和下腰段分别扳响

——受术者仰卧位，头部垫枕，双手交叉相握，紧抱双膝（屈髋屈膝），施术者站于右侧，左手托其颈部，右手抱其双膝，使受术者做仰卧起坐动作

——受术者俯卧位，施术者双手交叉，掌心放在受术者胸背肋骨上，随受术者呼吸，顺着肋骨方向向下向外推压，整复胸肋关节

5.2.3 操作时间

每次约30分钟。

5.2.4 适应证

由脊椎小关节紊乱引起的全身不适，如头痛、失眠、眼胀、干涩、胸闷气短、易患感冒、消化不良、结肠功能紊乱等。

6 禁忌

6.1 某些感染性疾病或急性传染病，如丹毒、骨髓炎、急性肝炎、肺结核等。

6.2 有出血倾向者，如血友病或外伤出血者。

6.3 手法操作区域有烫伤、皮肤病或化脓性感染者。

6.4 急性脊柱损伤诊断不明或不稳定性脊柱骨折以及脊柱重度滑脱者。

6.5 肌腱或韧带完全或部分断裂。

6.6 妊娠妇女的腰骶部、臀部和腹部禁用手法，女性在月经期禁用或慎用脊柱推拿。

6.7 精神病人、骨折或脱位者及对手法有恐惧心理而不予合作者。

6.8 不明原因的腹部膨隆、肝内胆管结石、泌尿系统结石、急腹症等不宜实施脊柱推拿，以免贻误病情。

6.9 软组织局部肿胀严重者，应查明有无其他合并症，如骨折等。单纯的急性软组织损伤，早期宜慎用手法。

6.10 手法后症状加重或出现异常反应者，应查明原因后再考虑是否继续施术。

6.11 患有严重内科疾患或年老体弱不能耐受手法者，过饥过饱、过度劳累、醉酒之人。

7 施术过程中可能出现的意外情况及处理措施

7.1 意外情况

实施脊柱推拿过程中可能出现脑卒中、急性脊髓损伤、晕厥、腰椎间盘纤维环破裂及皮肤破损等意外情况。

7.2 处理措施

7.2.1 推拿过程中或推拿后出现脑卒中的疑似症状，应立即停止推拿，嘱受术者平卧休息，严密观察，必要时请专科医师协助诊查。

7.2.2 如发生脊髓损伤，应尽量少搬动受术者，可以进行床头拍片，明确骨折、脱位情况，必要时进行颅骨牵引、利尿脱水、激素抗炎、营养神经等对症治疗，情况严重者可转往专科处理。

7.2.3 如出现晕厥，除立即停止推拿外，应让受术者平卧于空气流通处，给予温白糖水（糖尿病者慎用）或温开水，休息即可。对于猝倒神昏者，可以针刺水沟、十宣、中冲、涌泉、百会、气海、关元、太冲、合谷等穴以急救。

7.2.4 如出现椎间盘的纤维环破裂，或原有的椎间盘突出进一步加重，应做进一步检查以明确受伤的程度。注意搬动时应采用"平板式"移动。

7.2.5 若用力不当致皮肤破损，应做局部消毒处理，无菌纱布敷贴，破损较轻也可局部涂以红药水，并避免在伤处操作，以预防感染。